BEI GRIN MACHT SICH IHR WISSEN BEZAHLT

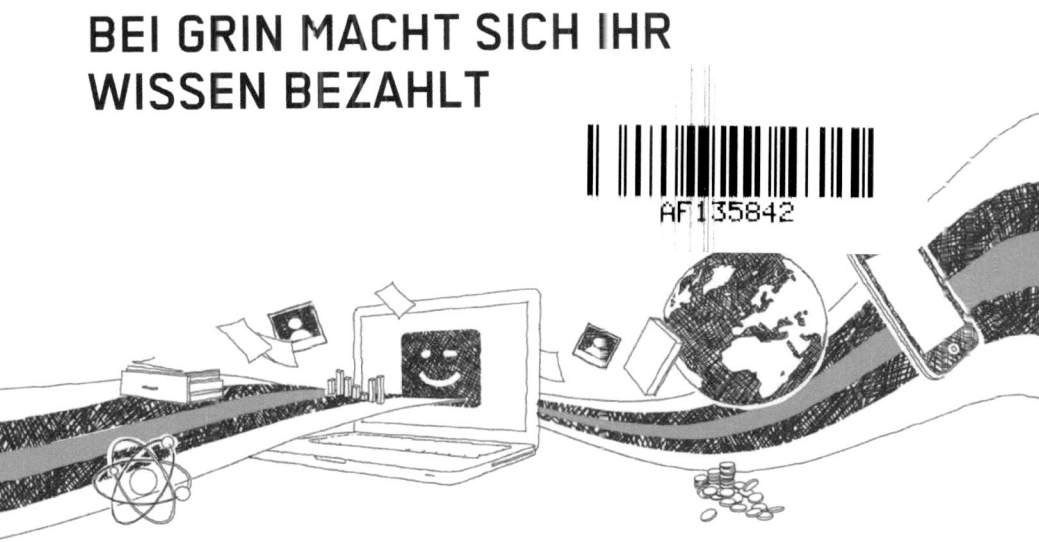

AF135842

- Wir veröffentlichen Ihre Hausarbeit,
  Bachelor- und Masterarbeit

- Ihr eigenes eBook und Buch -
  weltweit in allen wichtigen Shops

- Verdienen Sie an jedem Verkauf

Jetzt bei www.GRIN.com hochladen
und kostenlos publizieren

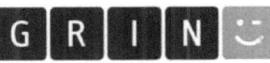

Bibliografische Information der Deutschen Nationalbibliothek:

Die Deutsche Bibliothek verzeichnet diese Publikation in der Deutschen National-bibliografie; detaillierte bibliografische Daten sind im Internet über http://dnb.d-nb.de/ abrufbar.

Impressum:

Copyright © 2019 GRIN Verlag
Druck und Bindung: Books on Demand GmbH, Norderstedt Germany
ISBN: 9783346064394

Schoppus

Konzepte und Strategien der individuellen Gesundheitsförderung

Kursprogramm "Weg mit dem Speck – dein Weg mit uns zum schlankeren Ich"

GRIN Verlag

GRIN - Your knowledge has value

Deutsche Hochschule für
Prävention und Gesundheitsmanagement
Hermann Neuberger Sportschule 3
66123 Saarbrücken

<u>Bitte Zutreffendes ankreuzen</u>

__x__ **Hausarbeit**

___ **Skript**

Modul:	**Konzepte und Strategien der individuellen Gesundheitsförderung**
Studiengang:	**Bachelor of Arts - Gesundheitsmanagement**
Studienort:	**Hamburg**
Aufgabe:	**Erstellen einer Präventionsmaßnahme in Form eines Kursprogramms in einem der prioritären Handlungsfelder gemäß den im „Leitfaden Prävention – Gemeinsame und einheitliche Handlungsfelder und Kriterien des GKV-Spitzenverbandes zur Umsetzung von §§ 20 und 20a SGB V vom 21. Juni 2000 in Fassung vom 9. Januar 2017" nach definierten Qualitätskriterien.**

Inhaltsverzeichnis

1 Grundlegende Informationen zur Präventionsmaßnahme

Die Teilaufgabe 1 beinhaltet allgemeine Informationen zu der geplanten Präventionsmaßnahme. Dazu zählt der gewählte Titel und seine Begründung, die Darstellung des Hand-
lungsfeldes inklusive des Präventionsprinzipes, sowie die Ableitung und Begründung des
Bedarfes anhand der aktuellsten Datenlage zu dem bestehenden Gesundheitsproblem.

1.1 Bezeichnung des Kursangebotes

Titel des Kursprogramms: Weg mit dem Speck – DEIN Weg mit UNS zum schlankeren
ICH

Begründung: Immer mehr Menschen werden übergewichtig und die Übergewichtigen
werden noch übergewichtiger. Übergewicht bis hin zu Adipositas ist eines der ernstzu-
nehmensten Gesundheitsrisiken unserer Zeit. Der 13. Ernährungsbericht der DGE zeigt:
über 50% der Deutschen sind übergewichtig oder adipös – dementsprechend groß ist die
Zielgruppe von Ernährungsinterventionen, die auf das Abnehmen abzielen. Um jedoch
den Einzelnen zu erreichen, braucht es einen guten Slogan für die Präventionsmaßnahme.
„Weg mit dem Speck – DEIN Weg mit UNS zum schlankeren ICH" – mit diesem Titel
soll leicht provokant die Aufmerksamkeit der Betroffenen gewonnen werden. Gleichzeitig sollen sie durch den Titel direkt das Gefühl bekommen, nicht alleine zu sein, was
durch das Schlüsselwort „UNS" in Großbuchstaben erreicht werden soll. Der Versicherte
soll erkennen, dass er das Ziel gemeinsam mit uns als Anbieter und den anderen Kursteilnehmern erreichen kann. Aber auch er selbst muss natürlich etwas dafür tun. Deshalb
liegt der größte Fokus des Titels auf das Ich eines jeden Interessenten. „DEIN" und „ICH"
sollen so einerseits suggerieren, dass man für sich selbst entschließt abnehmen zu wollen.
Andererseits soll dadurch dargestellt werden, dass der Einzelne später in der Lage sein
wird, selbst für sich und seinen Körper Maßnahmen zu ergreifen, um dem Übergewicht
den Kampf anzusagen.

1.2 Handlungsfeld und Präventionsprinzip

Handlungsfeld: Ernährung
Präventionsprinzip: Vermeidung und Reduktion von Übergewicht

1.3 Bedarfsableitung und Begründung anhand aktueller Datenlage

Im Folgenden werden nun epidemiologische Daten zu dem Gesundheitsproblem „Adipositas" und zur Über- bzw. Fehlernährung dargestellt. Außerdem werden mögliche Ursachen und Risikofaktoren des Gesundheitsproblems dargestellt, sowie eventuelle Auswirkungen des Problems auf das Gesundheitssystem aufgezeigt.

1.3.1 Epidemiologische Daten zu dem Gesundheitsproblem „Adipositas"

Immer mehr Menschen in Deutschland leiden an Übergewicht oder sogar Adipositas. 53% der Frauen und 67% der Männer haben bereits einen BMI >24,9 (=übergewichtig), 24% der Männer und 23% der Frauen sogar einen BMI >30 (=adipös) (Mensink et al, 2012). Dies zeigt, welch enorme Zahl an Menschen von einer Teilnahme an einer Intervention zur Reduktion des Körpergewichtes profitieren können. Seit 1998 bis 2011 stieg die Zahl der Übergewichtigen nicht statisch segnifikant an, jedoch stieg die Zahl der adipösen Menschen sehr deutlich! Waren es 1998 noch 18,9% der Männer und 22,5% der Frauen, so sind es 2011 schon 23,3% der Männer und 23,9% der Frauen (Mensink et al, 2012, S. 11). Mögliche Ursachen sind vor allem die überschüssige Energiezufuhr in Deutschland, sowie der Mangel an Bewegung. Meist ist sogar beides vorzutreffen. Besorgniserregend ist auch der anstieg der Adipositas im jungen Erwachsenenalter und besonders bei Männern (Mensink et al, 2012, S.11), da so schon früh mit erhöhten Kosten für das Gesundheitssystem und früherem Austritt aus dem Erwerbsleben zu rechnen ist. Die Prävalenz von Adipositas ist außerdem umso höher, je niedriger der sozioökonomische Status ist. Auch steigt die Prävalenz mit dem Lebensalter stetig weiter an, so ist sie im hohen Lebensalter (70-79 Jahre) in beiden Geschlechtern am höchsten (Mensink et al, 2012, S.9).

1.3.2 Mögliche Ursachen und Risikofaktoren des Gesundheitsproblems

Für das Gesundheitsproblem Adipositas gibt es eine Reihe an Risikofaktoren, die als Ursache idenfiziert werden können. Man unterscheidet grob unter biologische, psychosoziale und umweltbedingte Risikofaktoren. Einige dieser Risikofaktoren werden in der nachfolgenden Tabelle dargestellt.

Tabelle 1 - Ursachen von Adipositas (modifiziert nach DAG, 2014, S.17)

Biologische Risikofaktoren	Psychosoziale Risikofaktoren	Umweltbedingte Risikofaktoren
Familiäre Disposition	Falsches Vorleben der Eltern, falsche Essgewohnheiten	Ständige Verfügbarkeit von Nahrung
Genetische Ursachen	Niedriger Sozialstatus	Schlafmangel
Endokrine Erkrankungen	Essstörungen	Stress
	Medikamente bzw. dessen Nebenwirkungen	Schwangerschaft
	Lebensstil (Bewegungsmangel, Fehlernährung usw.)	Sitzende Tätigkeit

1.3.3   Mögliche Auswirkungen des Gesundheitsproblems

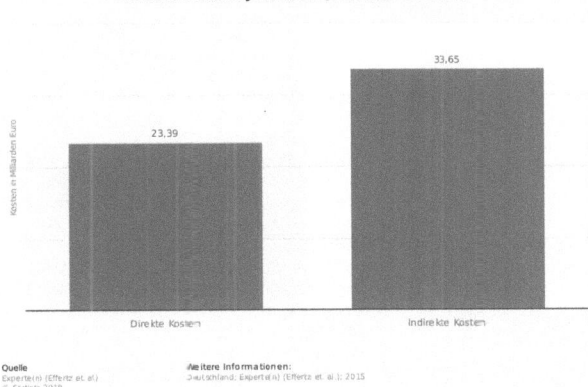

Abbildung 1 - Direkte und indirekte Kosten für Adipositas (Fettleibigkeit) in Deutschland im Jahr 2015 (in Milliarden Euro) (Effertz et al., 2015)

Die oben aufgeführte Abbildung 1 zeigt deutlich, was für ein großes Gesundheitsproblem die Adipositas in Deutschland darstellt. Vor allem wirtschaftlich gesehen stellt es Deutschland vor viele Probleme, vor allem wenn der Anstieg an adipösen Menschen nicht nachlässt. Die direkten Kosten in der Darstellung berücksichtigen alle mit der Kasse abgerechneten Leistungen wie Rehabilitation, Krankengeld, Pflegekosten usw. Die indirekten Kosten berücksichtigen Arbeitsausfälle, Arbeits- und Erwerbsunfähigkeit und frühzeitiges Versterben.

1.4 Belegung der Wirksamkeit

Folgende Tabelle stellt die Wirksamkeit der geplanten Intervention dar und belegt sie anhand der interdisziplinären Leitlinie zur Prävention und Therapie der Adipositas.

Tabelle 2 - Belegung der Wirksamkeit der geplanten Intervention anhand der Leitlinie der DAG (eigene Darstellung)

Vollständiger bibliografischer Nachweis	Deutsche Adipositas-Gesellschaft; Deutsche Diabetes Gesellschaft; Deutsche Gesellschaft für Ernährung; Deutsche Gesellschaft für Ernährungsmedizin. (2014). Interdisziplinäre Leitlinie der Qualität S3 zur „Prävention und Therapie der Adipositas" (Version 2.0, April 2014). Zugriff am 13.03.19. Verfügbar unter https://www.adipositas-gesellschaft.de/fileadmin/PDF/Leitlinien/S3_Adipositas_Praevention_Therapie_2014.pdf
Darstellung der zentralen evidenzbasierten Handlungsempfehlungen zur Prävention	Grad A (SOLL) - Bedarfsgerecht ernähren - Regelmäßig körperlich bewegen - Gewicht kontrollieren Grad B (SOLLTE) - Energiereiche Getränke meiden oder reduzieren - „Fast Food" meiden - Energiearme Lebensmittel den energiedichten Lebensmitteln vorziehen - Sitzende Tätigkeiten eingrenzen
Erläuterung der Bedeutung der Handlungsempfehlungen für die geplante Präventionsmaßnahme	Anhand der Handlungsempfehlungen wird die Präventionsmaßnahme darauf abzielen, den Kursteilnehmern eine bedarfsgerechte Ernährung, sowie eine ausgewogene körperliche Aktivität näher zu bringen. Des Weiteren werden die Kursteilnehmer Instrumente zur Gewichtskontrolle kennenlernen und leckere Alternativen zu ungesunden Leckereien vorgestellt bekommen. Das gesamte Kurskonzept zielt darauf ab, die Kursteilnehmer vor einer Adipositas zu schützen, dementsprechend werden sich die Kurseinheiten insgesamt stark an den Handlungsempfehlungen der Leitlinie „Prävention und Therapie der Adipositas" orientieren.

1.5 Zielgruppe der Präventionsmaßnahme

In Tabelle 3 folgt nun die Definition der Zielgruppe für die geplante Maßnahme.

Tabelle 3 - Zielgruppe der Präventionsmaßnahme (eigene Darstellung)

Geschlecht	Männlich, weiblich, diverse
Alter	18-64 Jahre
Bildungsgrad/Schulabschluss	Hat keine Relevanz, jeder Versicherte kann teilnehmen
Berufliche Stellung	Vorzugsweise Berufstätige, aber prinzipiell jeder Versicherte, primär unterer Bildungsgrad, da dort tendenziell die höchste Prävalenz an Übergewicht vorherrscht
BMI	Frauen: 19-30 kg/m2, Männer 20-30 kg/m2
Bewegungsverhalten	Normales oder mangelhaftes Bewegungsverhalten
Ernährungsgewohnheiten	Zu hohe Energiezufuhr, nicht bedarfsgerechte Ernährung
Alkohol- und Tabakkonsum	Keine Alkoholabhängigkeit, vorzugsweise Nichtraucher, Raucher dürfen nach Absprache mit der Krankenkasse teilnehmen
Stressbelastungen	Vorzugsweise nicht übermäßig gestresste Personen
Eventuelle bestehende Beschwerden	Übergewicht (kein Adipositas), Abgeschlagenheit, mangelnde körperliche Fitness, erste Anzeichen einer Fehlernährung z.B. erhöhte Blutfett- oder Blutzuckerwerte
Kontraindikationen	Chronisch-degenerative Erkrankungen wie: Diabetes Typ 1+2, Bluthochdruck, Adipositas, Metabolisches Syndrom, Krebserkrankungen, Schilddrüsenerkrankungen, Magen-/Darmerkrankungen zB Colitis ulcerosa u.ä. Erkrankungen

1.6 Ziele der Maßnahme

Tabelle 4 zeigt zum Abschluss dieses Kapitels, welche Ziele durch die Präventionsmaß-nahme erreicht werden sollen und stellt gleichzeitig direkt die Begründungen für die Ziele dar.

Tabelle 4 - Ziele der Präventionsmaßnahme (eigene Darstellung)

Übergeordnetes Ziel	Begründung
Selbstwirksamkeit der Teilnehmer bezogen auf Verhaltensänderungen steigern	Viele Menschen nehmen sich als „gute Vorsätze" vor, gesünder zu leben, sich mehr zu bewegen und sportlicher, sowie schlanker zu werden. Doch oft scheitern die meisten in den ersten Monaten, da die groß erhofften Ziele ausbleiben und die Motivation nicht konstant gehalten werden kann. Deshalb soll im Rahmen dieses Präventionskurses gezielt auf die Selbstwirksamkeit der Teilnehmer eingegangen werden, um langfristig motiviert zu bleiben und eine langfristige Verhaltensänderung bzw. einen Lebensstilwandel zu inizieren.
Ernährungsverhalten verbessern	Da davon auszugehen ist, dass sich die meisten der Kursteilnehmer aufgrund einer

Übergeordnetes Ziel	Begründung
	mangelhaften und nicht bedarfsgerechten Ernährung für den Kurs interessieren, ist eines der übergeordneten Ziele natürlich, das allgemeine Ernährungsverhalten zu verbessern. Dabei sollen einige simpel aufgearbeitete Informationen, sowie Werkzeuge zur Verhaltensänderung helfen. Durch eine Verbesserung des Ernährungsverhaltens ist es langfristig möglich das eigene Körpergewicht zu reduzieren und auch dauerhaft zu halten.
Gewichtsreduktion	Das dritte übergeordnete Ziel betrifft das Körpergewicht der einzelnen Kursteilnehmer, um das es in dem Kurs natürlich geht. Da viele der Kursteilnehmer vermutlich schon leicht übergewichtig sind oder aber dazu neigen, schnell zuzunehmen, Gewichtsschwankungen zu haben oder generell einfach unzufrieden mit ihrer körperlichen Verfassung oder ihrer Ernährung sind, ist es Ziel des Kurses schon eine erste Gewichtsreduktion einzuleiten. Ziel des Kurses ist es nicht, die Teilnehmer schlank zu bekommen, sondern ihnen Wissen und Handwerkzeuge zu vermitteln, um die Gewichtsreduktion selber erreichen und dauerhaft halten zu können. Der Teilnehmer soll langfristig in der Lage sein, sein Körpergewicht bewusst beeinflussen zu können.

2 Inhaltlich-organisatorische Grobplanung des Kursprogramms

2.1 Grobplanung des Kursprogramms in Tabellenform

Die nachfolgende Tabelle 5 stellt einmal die inhaltlich-organisatorische Grobplanung des geplanten Kursprogrammes dar. Im Anschluss folgt in 2.2 die Begründung der wesentlichen Kursinhalte.

Tabelle 5 - Inhaltlich-organisatorische Grobplanung des Kursprogramms (eigene Darstellung)

Kursinhalte	
	- Vermittlung von grundlegendem Wissen, um Lebensmittel besser einordnen zu können und das Ernährungsverhalten zu verbessern - Kennenlernen von Methoden zur Dokumentation der Ernährung und des Körpergewichts - Erlernen von Barrieremanagementtools, sowie Zielformulierung nach der SMART-Formel

	- Vermittlung von alltagsnahen Beispielen um die Selbstwirksamkeit zu stärken - Selbstwirksamkeitsentwicklung - Entwickeln von verbesserter Konsequenzerwartung, um langfristig eine Gewichtsreduktion zu erreichen und das Gewicht zu halten - Wichtigkeit der Flüssigkeitszufuhr bezüglich Wohlbefinden und Abnehmerfolg darstellen - Kombinieren von Ernährung und Bewegung, um den Lebensstil ganzheitlich zu ändern bzw. zu verbessern und das Abnehmen sinnvoll zu gestalten - Problembewusstsein schaffen, um die Wichtigkeit einer Lebensstiländerung zu untermauern - Berücksichtigung von Motivations- und Volitionsaspekten um eine Verhaltensänderung erreichen zu können
Kursdauer	12 Wochen
Kurseinheiten	12 Einheiten, je eine Einheit pro Woche á 70 Minuten
Zeitaufteilung Theorie/Praxis	30-35 Minuten Theorie + 35-40 Minuten Praxis je Einheit, Abweichungen aus pädagogischen Gründen möglich!
Teilnehmerzahl	Mindestens 8, Maximal 12
Benötigte Ressourcen	Schulungsraum, Tische + Stühle, Laptop, Beamer, Flipchart + Flipchartpapier, Stifte, Zettel, Arbeitsmaterialien (Arbeitsblätter, Fragebögen, Anamnesebögen),
Kursleiter	Ökotrophologe, Ernährungswissenschaftler, Diätassistent + zusätzliches Seminar zur Einarbeitung in das Kurskonzept
Kursanbieter	Therapiezentrum Burgmannshof in Nienburg (Weser), Gesundheitsstudio mit eigener Physiotherapie

2.2 Begründung der wesentlichen Kursinhalte

Wissensvermittlung:

Eine grundlegende Vermittlung von Wissensgrundlagen einer gesunden und ausgewogenen Ernährung ist unabdingbar, um die Selbstwirksamkeit der Kursteilnehmer zu stärken und Interventionen und Verhaltensänderungen zu verstehen.

Methoden zur Dokumentation:

Um langfristig eine Kontrolle über das eigene Körpergewicht zu haben, sollen die Kursteilnehmer den Umgang mit Tools zur Dokumentation der Ernährung, der Kalorien und des Körpergewichtes kennenlernen. Dadurch wird die eigene Kompetenz gestärkt und die Selbstwirksamkeitserwartung positiv beeinflusst.

Barrieremanagement:

Um Konflikte während einer Verhaltensänderung zu vermeiden, ist es wichtig Barrieren mit Hilfe von geeigneten Barriemanagement-Tools zu identifizieren, um die Verhaltensänderung nicht zu gefährden.

SMART-Formel:

Die SMART-Formel hat sich als einfach umzusetzende Methodik zur Erstellung von Zielen bewährt und eignet sich deshalb hervorragend, um die Ziele der Kursteilnehmer festzulegen. Die SMART-Formel kann owohl für kurzfristige, als auch für langfristige Ziele genutzt werden und befähigt die Kursteilnehmer dazu, ihre Ziele ausreichend auszuformulieren.

Stärkung der Selbstwirksamkeit und der Konsequenzerwartung:

Oft fehlt es den Menschen an einer ausreichenden Selbstwirksamkeits- und Konsequenzerwartung. Können diese Erwartungen gestärkt werden (und zwar langfristig bis dauerhaft), dann fällt es den Kursteilnehmern deutlich leichter, eine Verhaltensänderung einzuleiten und erfolgreich umzusetzen.

Flüssigkeitszufuhr:

Im Rahmen der Gewichtsreduktion ist es besonders wichtig ausreichend zu trinken, um Gewichtsschwankungen aufgrund des Wasserhaushaltes zu vermeiden (Motivationsaspekt). Wichtig ist es hierbei, energiefreie Getränke zu verwenden, um Kalorien einzusparen. Zuckerhaltige/Energiehaltige Getränke führen schnell zu einem Kalorienüberschuss, da durch diese Kalorien keine Sättigung stattfindet und/oder sie häufig unbeachtet bei der Gesamtenergiezufuhr bleiben.

Regelmäßige körperliche Bewegung:

Mehrere Studien belegen die Wirksamkeit einer regelmäßigen körperlichen Bewegung im Rahmen einer Gewichtsreduktion (Deutsche Adipositasgesellschaft, S.33). Durch eine erhöhte körperliche Aktivität wird einerseits zusätzliche Energie verbrannt, andererseits kann der gesundheitliche Zustand während der Gewichtsreduktion verbessert werden und Muskulatur durch ein bedarfsgerechtes Krafttraining geschützt werden.

Wichtigkeit von Motivations- und Volitionsaspekten:

Die Motivation ist unabdingbar für die Einleitung einer Verhaltensänderung. Die Motivation ist sozusagen der Aktivator, der eine Person dazu bringt, eine Verhaltensänderung durchführen zu wollen. Die Volition greift dann, wenn eine Person sich dazu entschieden hat das Verhalten zu ändern. Durch volitionale Prozesse wird die Verhaltensänderung umgesetzt (Beispiel: Motivation: „Ich möchte abnehmen!". Volition: Der Weg ins Fitnessstudio und der Abschluss der Mitgliedschaft). Es ist also essenziell auf beide Bereiche, im Rahmen einer Intervention zur Vermeidung und Reduktion von Übergewicht, einzugehen, um bestmögliche Erfolge für die Teilnehmer zu gewährleisten.

Problembewusstsein schaffen:

Ein gewisses Problembewusstsein zu schaffen fördert langfristig den Erfolg der Maßnahme, da die Teilnehmer für das Problem des Übergewichtes sensibilisiert werden und erkennen, dass Gefahren von diesem Gesundheitsproblem ausgehen können. Problembewusstsein führt, gemeinsam mit anderen Indikatoren wahrscheinlicher zu einem Erfolg der Präventionsmaßnahme, weshalb durch darlegen der Datenlage, sowie erläutern der aus Übergewicht resultierenden Gesundheitsrisiken dieses erwähnte Problembewusstsein ein Stück weit aktiviert werden soll.

3 Inhaltlich-methodische Detailplanung des Kursprogramms

Nun folgt nach der inhaltlich-methodischen Grobplanung die inhaltlich-methodische Detailplanung des Kursprogramms. Der Kurs wurde in 12 Einheiten aufgeteilt, welche nun einzeln Kurseinheit für Kurseinheit dargestellt werden.

Tabelle 6 - Inhaltlich-methodische Detailplanung des Kursprogramms (eigene Darstellung)

Woche	Kurseinheit	Hauptthema der Kurseinheit	Lernziele	Lerninhalte	Umsetzungsaspekte
1	1	Einführung in das Kursprogramm	Kennenlernen und Vertrauensaufbau zwischen Kursleiter und Kursteilnehmern, Unterschiede und Wichtigkeit von Motivation und Volition herausarbeiten, Zielformulierung nach der SMART-Formel erlernen, äußerliche und innerliche Barrieren erkennen, sowie Problemlösungen herausarbeiten, um Barrieren zu meistern	**Vorweg: Abgabe des Ernährungsprotokolls 1! (Protokollvorlage siehe Anlage)** Praxis: Kennlernrunde zu Beginn des Kurses; jeder darf einmal seinen Namen, Alter und Grund für die Teilnahme nennen. Danach soll jeder mit einem A4 Zettel herumlaufen und andere Teilnehmer befragen, was sie unter gesunder Ernährung verstehen → Anschließend Besprechung mit allen im Sitzkreis Theorie: Begriffsklärung „gesunde Ernährung, Unterschied und Wichtigkeit von Motivation und	Organisationsformen: Sitzkreis, Interaktive Gruppenarbeit, Frontalunterricht im Plenum Medien: PowerPoint, Arbeitsblätter Hilfsmittel: Beamer, Laptop, Arbeitsblätter SMART-Formel, Stifte

Woche	Kurseinheit	Hauptthema der Kurseinheit	Lernziele	Lerninhalte	Umsetzungsaspekte
				Volition erläutern und beispielhaft am MoVo-Prezessmodell darstellen, SMART-Formel zur Zielformulierung erklären, Einführung in Barrieremanagement. Hausaufgabe: 2-3 persönliche gesundheitsbezogene Ziele nach der SMART-Formel formulieren, mögliche innerliche und äußerliche Barrieren schriftlich festhalten	
2	2	Einleitung in die Thematik „gesunde, ausgewogene, bedarfsgerechte Ernährung"	Kennenlernen von Werkzeugen zum eigenständigen Gestalten einer bedarfsgerechten Ernährung, Verinnerlichen des Erlernten	Theorie: Wiederholung der ersten Kurseinheit, Besprechung der Hausaufgabe, Vorstellung der DGE-Ernährungspyramide und der 10 Regeln der DGE, Erklärung des Grund- und Leistungsumsatzes sowie des Gesamtenergiebedarfes. Praxis: Gruppenarbeit (3-4 Gruppen): Darstellung auf Flipchart-Papier → wie setzt sich der Leistungsumsatz zusammen? Anschließend einzelne	Organisationsformen: Frontalunterricht, Gruppenarbeit + Vortrag Medien: PowerPoint, Flipchart Hilfsmittel: Zettel, Stifte, Flipchartpapier, Laptop, Beamer

Woche	Kurseinheit	Hauptthema der Kurseinheit	Lernziele	Lerninhalte	Umsetzungsaspekte
				Präsentation der Gruppen Hausaufgabe: Strichliste führen (wie viel wird von jeder Lebensmittelgruppe der DGE-Ernährungspyramide zugeführt?)	
3	3	Das Übergewichtsproblem	Problembewusstsein schaffen, Motivation steigern, Handlungsbedarf aufzeigen	Theorie: Darstellung der Datenlage zu Übergewicht (Verbreitung Übergewicht und Adipositas in den verschiedenen Altersgruppen), Gefahren und langfristige Folgen von Übergewicht darstellen, Vorteile von Normalgewicht aufzeigen (auch langfristig bis ins hohe Alter betrachtet). Praxis Gruppenarbeit: Pro/Contra Liste erstellen, Vorteile von dem aktuellen Verhalten vs. Vorteile einer Verhaltensänderung darstellen. Anschließend Vorstellung im Plenum! Hausaufgabe: Vorteile eines gesunden Lebensstils auf A4-	Organisationsformen: Frontalunterricht, Gruppenarbeit + Vortrag Medien: PowerPoint, Arbeitsblätter Hilfsmittel: Laptop, Beamer, Zettel, Stifte, Flipchartpapier

Woche	Kurseinheit	Hauptthema der Kurseinheit	Lernziele	Lerninhalte	Umsetzungsaspekte
				Papier festhalten und an einem Ort aufhängen, an dem man jeden Tag vorbeigeht.	
4	4	Wie funktioniert abnehmen?	Angst vor Nährstoffen wie Zucker, Fett usw. nehmen, Selbstwirksamkeitserwartung für Ernährungs- und Gewichtsreduktionsinterventionen stärken	Theorie: Rolle des Gesamtenergiebedarfes bei der Gewichtsreduktion erläutern, Kalorie in vs. Kalorie out erklären um kenntlich zu machen, was über Zu- oder Abnahme an Körpergewicht führt, Beispiele nennen und darstellen, Wichtigkeit von Ernährung und Bewegung zur Gewichtsreduktion darstellen und worauf es bei der Abnahme ankommt (Muskeln halten, Fett reduzieren...) Praxis: Gruppenarbeit: Zusammenfassung Wichtigsten Punkte der Gewichtsreduktion und Präsentation vor der Gruppe Hausaufgabe: Gedanken über die eigene Energiezufuhr machen → passt sie mit dem Errechneten überein?	Organisationsformen: Frontalunterricht, Gruppenarbeit + Vortrag Medien: Powerpoint, Flipchart Hilfsmittel: Laptop, Beamer, Flipchartpapier, Zettel, Stifte

15/29

Woche	Kurseinheit	Hauptthema der Kurseinheit	Lernziele	Lerninhalte	Umsetzungsaspekte
5	5	Kohlenhydrate	Kohlenhydratarten zuordnen können, Glykämische Last + Glykämischen Index erlernen, Angst vor Kohlenhydraten – vor allem Zucker – nehmen, Wichtigkeit von Obst/Gemüse bzw. Ballaststoffen erkennen	**Theorie:** Wiederholung der letzten KE, Besprechung der Hausaufgabe, Grundlagen der Kohlenhydrate darstellen (Komplexe vs. Einfache KH), Glykämische Last + glykämischen Index darstellen, Exkurs Zucker: wieso Zucker nicht alleine für Gewichtszunahme verantwortlich ist! Exkurs: Ballaststoffe – Obst/Gemüse und Vollkornprodukte als Lieferanten (Wichtigkeit darstellen!) **Praxis:** **Gruppenarbeit:** Einzelne LM (ausgedruckte Bilder) nach glykämischer Last + glykämischen Index ordnen, sowie komplexen oder einfachen KH zuordnen, anschließend im Plenum vorstellen **Hausaufgabe:** Überprüfen wie viele KH-reiche Lebensmittel man täglich verzehrt (Strichliste) – aufgeteilt in einfache KH,	**Organisationsformen:** Frontalunterricht, Gruppenarbeit + Vortrag **Medien:** PowerPoint, Flipchart **Hilfsmittel:** Laptop, Beamer, Flipchartpapier, Zettel, Stifte

16/29

Woche	Kurseinheit	Hauptthema der Kurseinheit	Lernziele	Lerninhalte	Umsetzungsaspekte
				komplexe KH und ballaststoffreiche KH-Quellen	
6	6	Fette	Wichtigkeit von Fett erkennen, Ernährungsverhalten verbessern	**Abgabe des Ernährungsprotokolls 2 !!!** Theorie: Wiederholung der letzten KE, Besprechung der Hausaufgabe, Grundlagen der Fette darstellen (verschiedene FS, Energiegehalt...), Exkurs Transfette, Exkurs Omega-3, HDL/LDL-Cholesterin erläutern Praxis: Gruppenarbeit: Lebensmittel (Bilder) den einzelnen Fettsäuren zuordnen, Plakate erstellen: Vorteile Omega-3, Nachteile Transfette, HDL/LDL-Cholesterin Auswirkungen Hausaufgabe: Fettkonsum beobachten (wie viele Portionen? → Strichliste)	Organisationsformen: Frontalunterricht, Gruppenarbeit + Vortrag Medien: PowerPoint Hilfsmittel: Laptop, Beamer, Zettel, Stifte
7	7	Proteine	Wichtigkeit von Protein bei der Gewichtsreduktion erkennen, Ernährungsverhalten	Theorie: Wiederholung der letzten KE, Besprechung der Hausaufgabe,	Organisationsformen: Frontalunterricht, Gruppenarbeit + Vortrag

Woche	Kurseinheit	Hauptthema der Kurseinheit	Lernziele	Lerninhalte	Umsetzungsaspekte
			verbessern, Selbstwirksamkeit erhöhen	Grundlagen der Proteine erläutern (pflanzl. Vs. Tierische Proteine, Energiegehalt, Thermic Effect of Food erläutern, biologische Wertigkeit), Wichtigkeit zur Gewichtsreduktion erläutern (Muskelschutz!), Vorteile einer hohen Proteinzufuhr aufzeigen Praxis: Gruppenarbeit: Proteinquellen (Bilder) nach biologischer Wertigkeit ordnen, Plakte erstellen: pflanzliche Proteine, tierische Proteine, Vorteile einer hohen Proteinzufuhr (bzw. Wichtigkeit bei der Gewichtsreduktion) Hausaufgabe: Beobachtung der Proteinzufuhr (Strichliste) → Wie viele Portionen täglich?	Medien: PowerPoint Hilfsmittel: Laptop, Beamer, Arbeitsblätter, Stifte
8	8	Flüssigkeitszufuhr	Bedarfsgerechte Flüssigkeitszufuhr erkennen können, Ernährungsverhalten verbessern, Selbstwirksamkeit verbessern	Theorie: Wiederholung der letzten KE, Besprechung der Hausaufgabe, Empfehlung zur Flüssigkeitszufuhr geben, Vorteile einer ausreichenden	Organisationsformen: Frontalunterricht, Gruppenarbeit + Votrag Medien: PowerPoint, Flipchart

Woche	Kurseinheit	Hauptthema der Kurseinheit	Lernziele	Lerninhalte	Umsetzungsaspekte
				Flüssigkeitszufuhr darstellen, Nachteile von energiereichen Getränken darstellen, Gesunde Alternativen zu Zuckergesüßten Getränken und generelle Empfehlung an Getränken zur Flüssigkeitszufuhr Praxis: Gruppenarbeit: Darstellung des Besprochenen auf Flipchart-Papier und anschließende Besprechung im Plenum Hausaufgabe: Flüssigkeitsprotokoll für eine Woche führen	Hilfsmittel: Laptop, Beamer, Flipchart+Flipchartpapier, Stifte, Papier DIN A4
9	9	Wichtigkeit von Bewegung bei der Gewichtsreduktion	Bewegungverhalten verbessern, Selbstwirksamkeit verbessern	Theorie: Wiederholung der letzten KE, Besprechung der Hausaufgabe, Wiederaufgreifen des Leistungsumsatzes, Körperliche Aktivität erläutern, Empfehlung der WHO darstellen, Wichtigkeit von körperlicher Aktivität im Alltag darstellen, Vorteile von Cardiotraining aufzeigen, Vorteile und Wichtigkeit von Krafttraining aufzeigen, Vorteile	Organisationsformen: Frontalunterricht, Gruppenarbeit + Vortrag Medien: PowerPoint, Flipchart Hilfsmittel: Laptop, Beamer, Flipchart+Flipchartpapier, Stifte, Papier DIN A4

Woche	Kurseinheit	Hauptthema der Kurseinheit	Lernziele	Lerninhalte	Umsetzungsaspekte
				für den Energieverbrauch darstellen **Praxis (Gruppenarbeit):** Zusammenfassung der Inhalte + Präsentation vor dem Plenum **Hausaufgabe:** Bewegungsprotokoll für eine Woche führen	
10	10	Der ideale Tag	Festigung der bisher gelernten Inhalte, Verbesserung Ernährungsverhalten, Stärkung der Selbstwirksamkeit	**Theorie:** Wiederholung der letzten KE, Besprechung der Hausaufgabe, Darstellung eines idealen Diättages + eines idealen Alltages am Beispiel einer fiktiven Person **Praxis:** Erstellen eines idealen Tages für eine ausgewählte Person aus der Gruppe + Vorstellung vor dem Plenum **Hausaufgabe:** Beobachtung des Alltages → tägliche Bewertung des Tages am Abend (Zufrieden? Unzufrieden?)	**Organisationsformen:** Frontalunterricht, Gruppenarbeit + Vortrag **Medien:** PowerPoint, Flipchart **Hilfsmittel:** Laptop, Beamer, Flipchart+Flipchartpapier, Stifte, Papier DIN A4
11	11	Gesamtenergiebedarf	Festigung des Ausrechnens des Energiebedarfs und erste praktische Anwendung unter Berücksichtigung der	**Abgabe des Ernährungsprotokolls 3 !!!** **Theorie:** Wiederholung KE 2, Besprechung der	**Organisationsformen:** Frontalunterricht, Gruppenarbeit + Vortrag

Woche	Kurseinheit	Hauptthema der Kurseinheit	Lernziele	Lerninhalte	Umsetzungsaspekte
			einzelnen Makronähr-stoffe, Umgang mit ei-nem Ernährungsdoku-mentationstool	Hausaufgabe, Optimal-verteilung der Makro-nährstoffe nach DGE + Individuelle Empfehlun-gen zum Abnehmen. Vorstellen des FDDB-Extender (App für iOS und Android – kostenlos erhältlich) um Ernährung dauerhaft dokumentie-ren zu können. Praxis: Berechnung des eige-nen Gesamtenergiebe-darfes, Makronährstoff-verteilung in Gramm ausrechnen. Anschlie-ßend Ergebnisse in der Gruppe auf Flipchart-Pa-pier zusammentragen und dem Plenum vor-stellen. Hausaufgabe: FDDB Ernährungsproto-koll für eine Woche füh-ren unter Berücksichti-gung des Gesamtener-giebedarfs (Kalorienziel in der App festlegen)	Medien: PowerPoint, Flipchart Hilfsmittel: Laptop, Beamer, Flip-chart+Flipchartpapier, Stifte, Papier DIN A4
12	12	Evaluation + Klärung of-fener Fragen des ge-samten Präventionskur-ses	Verhaltensänderung für die nähere Zukunft pla-nen, Handlungsbedarf erkennen, Kurs mit er-höhter	Theorie/Praxis: Besprechung der Haus-aufgabe, Besprechung der Fragebögen zur Selbstwirksamkeit,	Organisationsformen: Sitzkreis Medien: Flipchart

Woche	Kurseinheit	Hauptthema der Kurs-einheit	Lernziele	Lerninhalte	Umsetzungsaspekte
			Selbstwirksamkeitser-wartung verlassen	Besprechung der Ernährungsprotokolle Praxis Gesprächsrunde: Jeder Kursteilnehmer erzählt der Reihe nach, wie er den Kurs empfunden hat, was es ihm bisher gebracht hat und welche Ergebnisse er schon erzielen konnte (Ergebnisse des Fragebogens, der Protokolle und des Wiegens). Anschließend offene Fragerunde (ca. 10 Minuten).	Hilfsmittel: Beamer, Laptop, Flip-charthalterung + Papier, Stifte, Papier DIN A4

4   Dokumentation und Evaluation des Kursprogramms

Tabelle 7 stellt die verwendeten Evaluationsinstrumente für die Präventionsmaßnahme dar. Die Evaluation dient der Erfolgsanalyse, um nachhaltig gewährleisten zu können, dass das Kursprogramm seinen Nutzen erfüllt.

Tabelle 7 - Evaluationsinstrumente für die geplante Präventionsmaßnahme (eigene Darstellung)

Übergeord-netes Ziel	Messbares Interventi-onsziel	Zielindikator	Erhebungs-methode	Erhebungs-instrument	Messzeit-punkte
Verbesse-rung der Selbstwirk-samkeit	Verbesse-rung der Selbstwirk-samkeit in mindestens 3 Punkten	Ergebnis des Fragebogens	Schriftliche Befragung	Fragebogen zur Selbst-wirksamkeit zu gesunder Ernährung nach Gölz et al.	T0 = Vor Kursbeginn T1 = Nach der 6. Kurs-einheit T2 = Nach der 12. Kurs-einheit
Verbesse-rung des Er-nährungsver-haltens	Erreichen von einer ausreichen-den Obst/Gemü-sezufuhr (mind. 600g/Tag)	Verzehrtes Obst/Ge-müse am Ende des Tages (in Gramm)	Protokollie-rung	Wiegeproto-koll	T0 = Vor Kursbeginn T1 = vor der 6. Einheit T2 = vor der 12. Einheit
Gewichtsre-duktion	Reduktion des Körper-gewichts um 5% des Aus-gangsge-wichtes bis zum Ende des Kurspro-grammes	relativer Körper- ge-wichtsverlust (%) (Ge-wichts- ab-nahme in kg/Aus-gangsge-wicht x 100)	Biometrie	Körperge-wichtswaage	T0 = Vor Kursbeginn T1 = nach der 6. Kurs-einheit T2 = Nach der 12. Kurs-einheit

5   Literaturverzeichnis

Deutsche Adipositas-Gesellschaft; Deutsche Diabetes Gesellschaft; Deutsche Gesellschaft für Ernährung; Deutsche Gesellschaft für Ernährungsmedizin. (2014). *Inter-
disziplinäre Leitlinie der Qualität S3 zur „Prävention und Therapie der Adipositas"
(Version 2.0, April 2014)*. Zugriff am 13.03.19. Verfügbar unter: https://www.adipo-
sitas-gesellschaft.de/fileadmin/PDF/Leitlinien/S3_Adipositas_Praevention_Thera-
pie_2014.pdf

Effertz et al. (2015). *IGES Weißbuch Adipositas 2016*. Zitiert nach de.statista.com. Zugriff am 23.03.2019. Verfügbar unter: https://de.statista.com/statistik/daten/stu-
die/593247/umfrage/direkte-und-indirekte-kosten-fuer-adipositas-in-deutschland

Gölz, C., Schwarzer, R. & Fuchs, R. (1998). *Selbstwirksamkeit zu gesunder Ernährung:
Erprobung eines Messinstruments an Patienten mit Fettstoffwechselstörungen*. Jour-
nal of Health, 6 (1), 34-43.

Mensink et al. (2012). *Robert Koch Institut – DEGS-1 – Übergewicht und Adipositas in
Deutschland: Werden wir immer dicker?*. Zugriff am: 26.03.19. Verfügbar unter:
https://www.rki.de/DE/Content/Gesundheitsmonitoring/Studien/Degs/degs_w1/Sym-
posium/degs_uebergewicht_adipositas.pdf;jsessio-
nid=5AFECDBA336CFF6A0A32735E36E671F9.1_cid298?__blob=publicationFile

6   Abbildungs- und Tabellenverzeichnis

6.1   Abbildungsverzeichnis

6.2 Tabellenverzeichnis

7   Anhangsverzeichnis

8   Anhang

Anhang 1: Fragebogen zur Selbstwirksamkeitserwartung bei gesunder Ernährung

Ich bin mir sicher, mich auch gesund ernähren zu können, wenn:	Gar nicht sicher (1)	Eher unsicher (2)	Teils-teils (3)	Eher sicher (4)	Ganz sicher (5)
...ich im Restaurant bin.					
...ich alleine bin.					
...es mir langweilig ist.					
...ich im Urlaub/auf Ausflügen bin.					
...ich mir etwas Besonderes gönnen möchte.					
...ich Ärger habe.					
...ich deprimiert bin.					
...Wochenenden/Feiertage sind.					
...ich Stress habe.					
...ich von Freunden/Bekannten eingeladen bin.					
...ich enttäuscht bin.					
...auf einem größeren Fest (Hochzeit, Geburtstag) bin.					
...nervös bin.					
...ich nicht auffallen will.					
...sich jemand besondere Mühe beim Kochen gemacht hat.					
...ich keine Zeit habe, mich um Einkauf und Zubereitung zu kümmern.					
...ich Heißhunger auf etwas Bestimmtes habe.					
...es etwas Leckeres, aber Ungesundes gibt.					

Anhang 2: Ernährungsprotokoll (selbst erstellt)

Name: Datum:

Ernährungsprotokoll

Zeit	Ort	Speisen/Getränke - **bitte in g oder ml angeben!**	Satt?		Gedanken/Gefühle	
Ungefähre Uhrzeit	*Zuhause, Arbeit, etc.*	*Möglichst genaue Angaben für optimale Beratung!* ☺	ja	nein	Vor d. Mahlzeit	Nach d. Mahlzeit

Checkliste	Erreicht	Nicht erreicht	Wenn nicht erreicht, warum?	Analyse (**füllt Berater aus**)
Gemüse (mind. 500g)				
Trinken (mind. 1,5-2 Liter) **Energiefreie Getränke**				

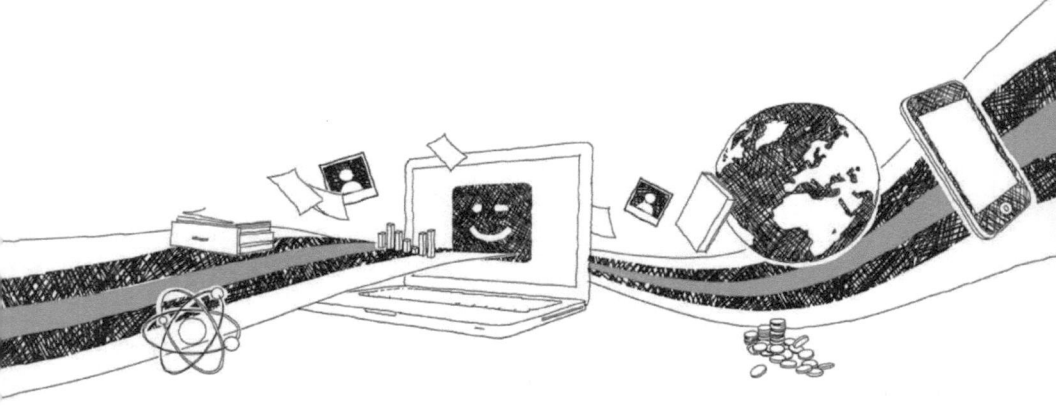